AF315870

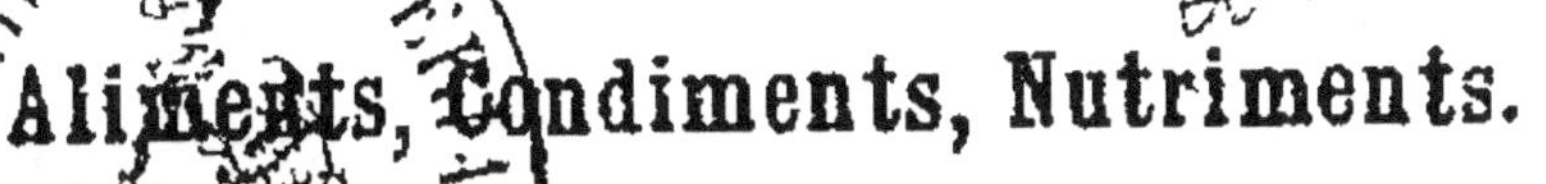

Aliments, Condiments, Nutriments.

BISCUITS NUTRIMENTIFS

A LA PEPSINE ET A LA DIASTASE

DE

ARRAULT,

PHARMACIEN-CHIMISTE,

Secrétaire de la Commission d'hygiène du 18e arrond.,
Auteur de la Médecine domestique des pays chauds;
des Tableaux synoptiques d'Hygiene, Médecine,
Chirurgie, Pharmacie et Toxicologie, à l'u-
sage des Capitaines au long cours,
du Cultivateur vétérinaire,
etc., etc.

Ces biscuits sont des *aliments-types* par
excellence, qui en transformant immédiatement
les aliments en nutriments, rendent les diges-
tions faciles : on comprend, par exemple, l'u-
tilité de leur emploi après un repas copieux et
alors que la digestion se fait péniblement.
(Voir la page 10 de cette brochure).

PARIS-MONTMARTRE

Rue de l'Empereur, 11

Près la rue Blanche.

1863

OUVRAGES DE M. ARRAULT.

Médecine domestique des pays chauds.
Volume relié. . . . .   8 fr.

Tableaux synoptiques, d'hygiène, de médecine, de chirurgie, de pharmacie et
de toxicologie, à l'usage des capitaines
au long cours. . . . .   3 fr.

Cultivateur vétérinaire. 1 volume   . .   2 fr.

Imp. Coste et J. Damarne, rue Christine, 2.

BISCUITS NUTRIMENTIFS

A LA PEPSINE ET A LA DIASTASE.

Parmi les faits les plus importants récemment acquis à la physiologie, ceux qui sont relatifs à l'acte digestif ont reçu depuis les beaux travaux de *Spallanzani*, d'*Eberle*, de *Swann*, de *Wasman*, de *Valentin*, de *Blondlot*, de *Corvisart*, de *Claude Bernard*, etc., une telle consécration qu'ils sont aujourd'hui admis sans conteste par tous les médecins.

Il résulte en effet de ces travaux qu'une substance alimentaire, pour fournir à toutes les réparations organiques, doit être complexe et renfermer :

1° Des matières alimentaires plastiques propres à la reconstitution des tissus, telles que l'*albumine*, la *fibrine*, la *caséine*, le *gluten* et *toutes les substances* dites *protéiques*;

2° Des substances ternaires sans excès d'oxygène et d'hydrogène comme les *sucres*, les *fécules*, les *gommes*, etc.;

3° Des substances ternaires avec excès d'hydrogène et de carbone, véritables aliments de la caléfaction, tels sont les *corps gras*;

4° Des sels solubles parmi lesquels il faut citer les *chlorures* et les *carbonates alcalins*;

5° Des sels destinés à la réorganisation des os et du sang, tels que le phosphate calcaire et le fer.

Mais tous ces groupes alimentaires introduits dans le canal digestif seraient impuissants par eux-mêmes, et non assimilables, s'ils ne trouvaient pas dans la bouche, l'estomac et l'intestin des agents qui les modifient, les rendent assimilables en *les transformant en nutriments*.

Ces précieux agents de transformation, sont :

1° POUR LES ALIMENTS ALBUMINOÏDES : Les acides de l'estomac, la pepsine et le suc pancréatique ;

2° POUR LES SUBSTANCES FÉCULENTES : La diastase salivaire et les sucs intestinaux ;

3° POUR LES SUBSTANCES GRASSES : Les divers sucs intestinaux, tels que la bile, le suc pancréatique, les liquides alcalins, etc. ;

4° POUR LES SELS INSOLUBLES : Les acides de l'estomac.

Quant aux sels ou aux autres matières solubles, ils sont absorbés directement.

Il est des cas pathologiques dans lesquels ces agents de dissolution et de transformation manquent dans l'économie, et alors surviennent des désordres digestifs déterminant des maladies diverses connues sous les noms de *apepsie, dyspepsie, gastralgie, gastrite, entéralgie, pyrosis,* etc., et qui ont pour caractère l'affaiblissement général, la prostration des forces, les défaillances, l'amaigrissement, etc.

Dans ces cas, le manque de *pepsine,* de *diastase,* d'*alcalis* dans les intestins, d'*acides* dans l'estomac et de *sucs intestinaux,* équivaut à un manque d'aliments. L'estomac et les intestins ne digèrent plus, et les aliments ingérés non *liquéfiés, non modifiés, non absorbés* et conséquemment *non assimilés,* sont expulsés avec les résidus sans profit pour l'économie.

Rendre à l'économie animale les agents de dissolution et de transformation des aliments qui lui manquent, telle est en résumé la médication que nous nous proposons, et qui consiste à faire prendre réunis ensemble les *aliments* et les *agents modificateurs*, de manière à se placer dans les meilleures conditions d'hygiène et d'alimentation, nous voulons dire dans celles qui se rapprochent de l'état normal.

C'est à M. le Dr Corvisart, médecin de S. M. l'Empereur, que revient l'honneur d'avoir indiqué et expérimenté les agents modificateurs de la digestion, c'est lui qui le premier a fait prendre le ferment digestif des matières albumineuses, c'est-à-dire, la *pepsine* : et les résultats obtenus par ce médecin distingué et confirmés par les observations de MM. les docteurs Fleury, Rilliet de Genève, Barthez, médecin du prince Impérial, Nonat, Debout, Dechambre, Blache, Bouchut, etc., sont tels que sur la demande de MM. les doc-

teurs Grisolle et Guérard, l'administra-
tion des hôpitaux a admis la *pepsine*
au nombre des médicaments délivrés
dans ses établissements.

EnAngleterre et en Allemagne, la
pepsine est passée dans la pratique
journalière : mais elle n'est qu'un des
agents modificateurs des aliments, elle
n'agit que sur les substances albuminoïdes : elle est sans action sur les
fécules et les graisses.

Comme agent de transformation des
fécules, on emploie, il est vrai, en Allemagne la diastase sous la forme de *malt
de bière*, mais *ce moyen est insuffisant*
et peu d'estomacs supportent la bière
de malt.

Pour remédier à cette insuffisance,
nous avons imaginé de réunir dans une
même préparation tous les agents digestifs de manière à pourvoir à tous
les besoins de l'économie : aussi nos

biscuits nutrimentifs renferment-ils tout à la fois :

1° La *pepsine* qui s'adresse aux aliments azotés ;

2° L'*acide lactique*, agent de dissolution des mêmes aliments ;

3° La *diastase* sous la forme de *malt* qui agit sur les fécules ;

4° Un sel à *acide organique* (*acide lactique*) *et à base alcaline*, qui par sa transformation en carbonate dans l'économie, agira sur les graisses ;

5° Du *chlorure de sodium* et *de potassium*, du *phosphate calcaire* et du *fer*, indispensables à la constitution des divers liquides de l'économie, et des os.

La pepsine, la diastase et le sel alcalin (lactate) sont réunis dans nos biscuits en quantité suffisante *pour satisfaire à la digestion d'un repas ordinaire*, même dans le cas où les agents naturels de transformation viendraient à manquer totalement, mais, dans le plus grand nombre des cas, leurs effets s'ajoutent à ceux des modificateurs naturels de l'économie.

Mode d'administration.

La forme de biscuit nous a paru la plus convenable et la plus utile pour administrer la pepsine, la diastase, les sels alcalins, les chlorures, et le fer. D'abord parce que les malades les plus difficiles, et les enfants, prennent un biscuit sans difficulté; ensuite et surtout, parce que sous cette forme les ferments digestifs se mêlent mieux aux aliments, et se rapprochent tout à fait des conditions normales.

En effet, administrés sous la forme de sirop, pastilles, tablettes, pilules ou élixir, ces préparations *ingérées d'em-*

blée, ne restent pas assez longtemps dans la bouche pour que la diastase qu'ils contiendraient pût ajouter son action à celle de la salive.

Les biscuits au contraire, mastiqués, insalivés et ingérés à la manière des aliments fournissent des éléments qui par leur nature se rapprochent des phénomènes physiologiques naturels, c'est-à-dire que la *diastase du malt* et celle de la salive agissent sur les fécules dans la bouche, que la *pepsine* agit sur les albuminoïdes dans l'estomac, et que cette double action se complète dans l'intestin au moyen *des sucs intestinaux, biliaire et pancréatique.*

Il ne nous appartient pas de spécifier les maladies dans lesquelles les *biscuits nutrimentifs* pourront produire de bons effets : tout médecin qui lira cette notice, ainsi que la formule de nos biscuits donnée plus loin, reconnaîtra sans peine quelles sont les indications de leur emploi.

Nous dirons seulement que DANS TOUS LES CAS DE DIGESTION PÉNIBLE APRÈS UN REPAS, DANS LES CONVALESCENCES LONGUES ET DOULOUREUSES, ET DANS LES CAS DE DIARRHÉE OPINIATRE CHEZ LES ENFANTS, nos biscuits nutrimentifs, *aliments types* par excellence, puisque seuls ils peuvent réaliser la digestion, c'est-à-dire transformer des aliments en *nutriments*, ont été employés avec le plus grand succès.

Formule de nos biscuits nutrimentifs.

Chaque biscuit du poids brut de dix grammes, renferme :

Pepsine amylacée acide et titrée physiologiquement.	1 gr.
Diastase ou farine pure de malt. .	4 gr.
Chlorure d'oxyde de sodium. . . .	0,25 c.
— de potassium.	0,10
Phosphate de chaux.	0,025
Pyrophosphate de fer ammoniacal.	0,025
Lactate de soude.	0,20
Farine de gruau.	5,50
Poids du biscuit.	10 gr.

Doses.

Pour les enfants, un demi-biscuit suffit *après chaque repas.*

Pour les adultes, il faut un biscuit entier, pour les personnes qui, après un repas trop copieux, sentent que la digestion se fait difficilement, un biscuit entier trempé dans du vin.

Le goût de ces biscuits est égal à celui du meilleur biscuit de table.

Avis essentiel.

Les biscuits nutrimentifs ne doivent être pris qu'après chaque repas, secs ou trempés dans du vin ou du thé.

DÉPOT A PARIS,

Chez MM. FAURE et DARASSE,

DROGUISTES,

Rue Simon-le-Franc, 21.